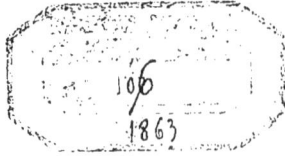

NOTICE

SUR

LES MALADIES

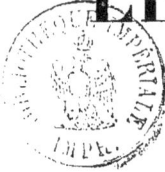

ÉPIDÉMIQUES, CONTAGIEUSES

ET PESTILENTIELLES

QUI ONT AFFLIGÉ AUTUN PENDANT LES XVIe, XVIIe
ET XVIIIe SIÈCLES,

Lue à la Société Eduenne dans la séance du 13 novembre 1862,

PAR L.-M. GUYTON,

Docteur en médecine, membre de la Société Eduenne
et membre correspondant de l'Académie des Sciences et Belles-Lettres
de Montpellier.

AUTUN

IMPRIMERIE DE MICHEL DEJUSSIEU.

1863.

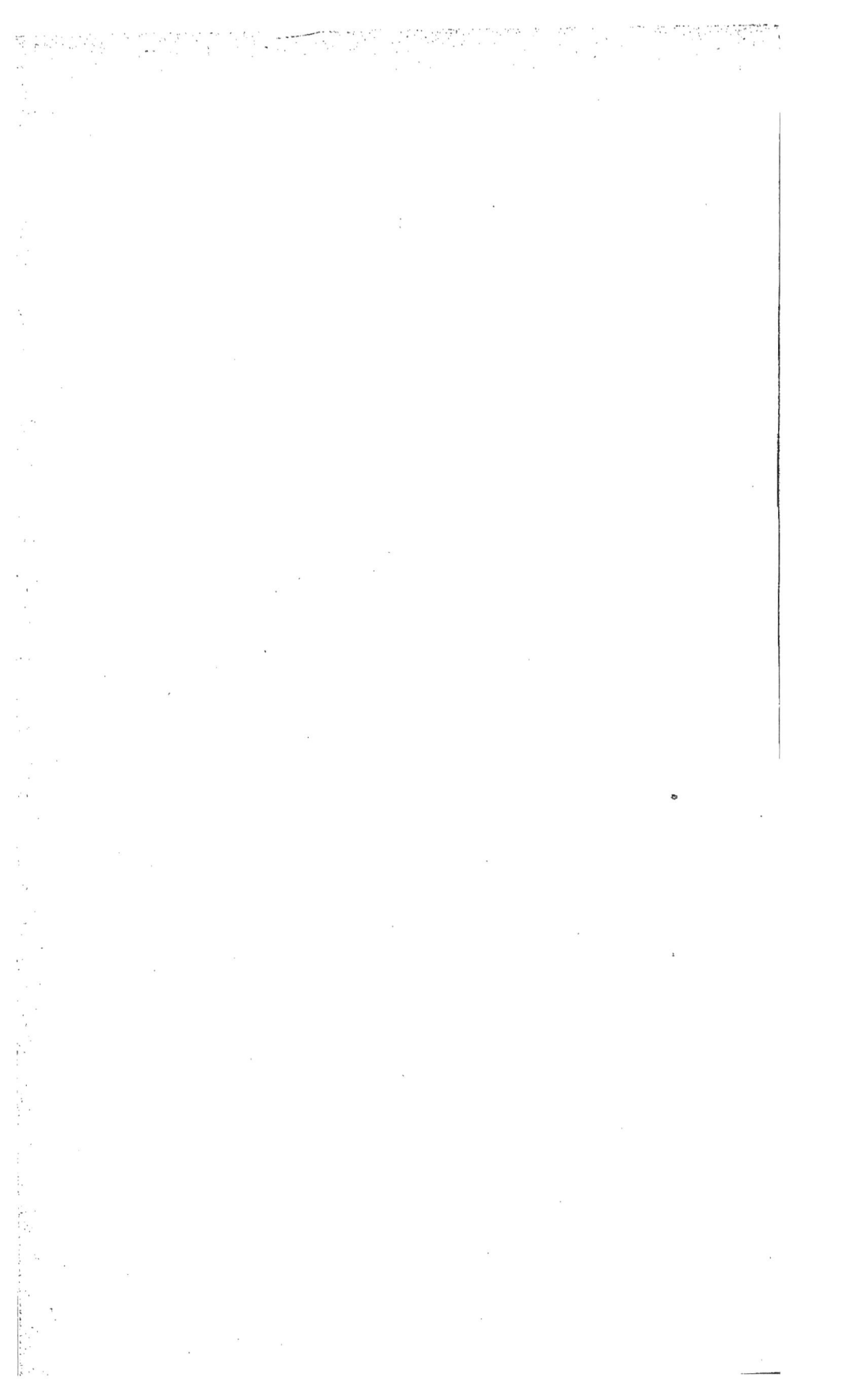

NOTICE

SUR

LES MALADIES

ÉPIDÉMIQUES,

CONTAGIEUSES ET PESTILENTIELLES

QUI ONT AFFLIGÉ AUTUN PENDANT LES XVIe, XVIIe
ET XVIIIe SIÈCLES.

Dans la *Topographie et la Statistique médicales
de la ville et de la commune d'Autun*, ouvrage
entrepris en 1851 à la demande expresse de
M. Le Roy, préfet du département de Saône-et-
Loire, et imprimé en 1852, j'ai émis le regret de
ne pouvoir y insérer un chapitre important et
précieux à mon avis, qui contiendrait le résumé
des maladies épidémiques, contagieuses et pestilentielles qui, dans les siècles passés, ont ravagé
la ville et le territoire d'Autun. Je faisais alors des
vœux pour que ce travail intéressant fût entrepris
par un de mes confrères plus capable que moi
d'élucider cette partie de notre histoire, et j'ai

lieu de penser que M. le docteur Vallat s'en serait chargé si la mort ne l'avait pas enlevé prématurément.

Désireux de remplir cette lacune qui laissait mon œuvre inachevée, j'ai fait appel à la bienveillante complaisance de MM. Hippolyte Abord et Anatole de Charmasse. En joignant les documents nombreux qu'ils m'ont fournis à ceux résultant de mes propres recherches, j'espère être parvenu, sinon à donner une relation parfaite des maladies graves qui ont régné à Autun pendant les seizième, dix-septième et dix-huitième siècles, du moins à faire connaître leur caractère, leurs degrés plus ou moins prononcés de gravité, les précautions administratives et hygiéniques prises par l'autorité pour en prévenir l'invasion et s'opposer à leur propagation ; enfin, et ce qui a été plus difficile à cause du manque presque complet de renseignements, la nature des traitements employés et le chiffre de la mortalité.

Les documents qui ont servi de base à ce travail ont été recueillis avec une scrupuleuse exactitude et sont d'un haut intérêt pour notre histoire. Ils font connaître les mœurs du temps et mettent en relief des noms honorables dont plusieurs ne sont plus représentés dans notre ville, mais néanmoins ne sont pas oubliés. Malheureusement, nos annales sont presque entièrement muettes sur ce qui touche à la médecine. Elles ne font nulle mention de la nature des maladies régnantes, des symptômes qui les caractérisaient, du nom que leur donnaient les médecins, et des divers traitements qu'ils leur appliquaient. Tout ce qui intéresse l'art médical est laissé dans le plus profond oubli, de telle sorte que, pour l'appréciation des faits, je suis réduit à former des conjectures appuyées sur de simples probabilités.

Les maladies qui ont régné épidémiquement pendant les seizième et dix-septième siècles ont été, sans exception, désignées dans nos chroniques sous le nom de *peste*. Cependant, il ne faut pas en conclure qu'elles appartenaient toutes à la véritable peste d'Orient. On sait que, dans l'ancien temps, on appelait peste et maladies pestilentielles toutes les fièvres malignes qui frappaient à la fois de vastes pays, des populations nombreuses, et faisaient un grand nombre de victimes. De toutes les épidémies que je passerai en revue, une seule a offert les signes distinctifs de la peste d'Orient, c'est celle de 1627 et 1628. Rien ne constate la nature de celles qui ont précédé et suivi, et j'indiquerai les motifs sur lesquels je me fonde pour décider si elles appartiennent réellement à la peste, ou si elles n'ont aucun rapport avec elle.

Hippocrate dit dans son traité *De Flatibus :*

« Febrium duo sunt genera, unum quidem om-
» nibus commune, pestis λοιμὸς appellatur, alte-
» rum verò ob privatam cujusque malam victus
» rationem contingens. » (Foësius.) Il est facile
de se convaincre par ce qui suit ce passage qu'Hippocrate n'a pas entendu désigner par le mot λοιμὸς
la peste proprement dite, mais les maladies qui
se déclarent dans un même lieu et en même
temps sur un grand nombre d'individus.

Une note qui m'a été communiquée en 1851
par M. l'abbé Devoucoux, alors grand vicaire de
Mgr d'Héricourt, est ainsi conçue :

« En 1438, il régna une cruelle famine à Au-
» tun. Près l'abbaye Saint-Martin, on trouva une
» veine de terre qui semble *argile*, de laquelle
» terre on faisoit du pain ; et en mangèrent les
» gens comme pour pain et en vivoient. Cette
» famine s'étendit à l'année 1439, en laquelle an-
» née fut grant mortalité d'épidémie et moururent
» à Saint-Martin deux religieux et l'orfèvre qui fit
» la grant-croix. »

Le premier fait de peste signalé par M. Abord
remonte à l'année 1519.

« Cette année, il régna une peste qui fit de
» grands ravages. On prit de nombreuses précau-
» tions pour se soustraire à l'invasion du fléau. Les

» sergents de la viérie furent chargés d'expulser
» toutes les personnes attaquées, et la justice de
» l'église porta des peines sévères contre ceux qui
» désobéirent à ses ordres. Ce fléau dura trois ans
» suivant Courtépée. »

« Jean Patru, serrurier résidant près la porte
» Matheron, s'étant absenté malgré la défense qui
» lui avoit été faite à raison du dangier de peste ré-
» gnant notoirement à la dite porte Matheron, fut
» condamné à payer soixante-cinq sols d'amen-
» de. » (1)

A ce peu de mots se borne tout ce qu'on sait de
cette épidémie. En conclura-t-on qu'on a eu affaire
à la vraie peste, parce qu'on se sert de ce mot
pour désigner la maladie ? Il me semble que le
manque de précautions prises pour s'opposer à la
propagation du mal, la liberté des communications
en quelque sorte tolérée, le peu de sévérité dé-
ployée par l'autorité contre les délinquants et l'ab-
sence de renseignements sur la mortalité, excluent
tout à fait cette idée et donnent à penser que les
habitants eux-mêmes ne croyaient pas qu'une maladie aussi formidable que la peste se fût intro-
duite dans leurs murs.

Plus tard, quand le danger devint pressant, nous

(1) Archives de ville. Liasse 43.

verrons les magistrats recourir à des moyens plus énergiques pour se faire obéir.

J'invoquerai en faveur de mon opinion l'autorité d'Ozanam. Cet auteur nous a donné la chronologie générale de toutes les pestes qui ont paru depuis 1060 ans avant Jésus-Christ, et il ne dit point qu'elle se soit manifestée en Europe en 1519. Les pestes les plus rapprochées de cette époque sont celle de 1515 qui a parcouru l'Allemagne, et celle de 1522 à 1529 qui a ravagé Rome et le reste de l'Italie.

En 1526, les lépreux étaient forcés, avant d'être admis à la léproserie nommée la Maladière, de prêter serment d'obéissance à l'évêque et au gouverneur de cet hôpital; de faire don de leurs biens à cet établissement; de s'habiller de manière à faire connaître au public la nature de leur maladie; de marcher toujours dans le milieu du chemin et au-dessous du vent, quand ils rencontraient quelqu'un; de remettre à l'établissement les aumônes qu'ils pouvaient recueillir; de ne laver ni leur linge ni leur corps dans les fontaines communes; et d'avertir la justice s'ils s'apercevaient que des gens malintentionnés voulussent empoisonner les eaux vives. (1)

(1) Archives de la ville. Liasse 43.

En 1547, la lèpre continuait ses ravages : il fut défendu aux cabaretiers de loger les voyageurs venant de lieux suspects.

Je dois à l'obligeance de M. Anatole de Charmasse les renseignements suivants sur une épidémie meurtrière de choléra qui a régné à Autun en 1529 et 1530 : ils sont consignés dans un manuscrit laissé par un de ses ancêtres, M. Jehan Desplaces, notaire royal à Autun. Il s'exprime en ces termes :

« L'an mil cinq cent vingt-neuf, le lundi lende-
» demain de feste Sainct Didier et veille de Sainct
» Urbain, vingt-quatrième jour de may, heure de
» onze après midi, en l'hostel du dict de Moroges,
» fut née Claudine Desplaces, mon huictième en-
» fant, et le lendemain baptizée en l'église Sainct
» Jehan de la Grotte, et fut parrain maistre Claude
» Pithoul, chanoine de N. D. d'Ostun, et marraines
» Lazarette Quinet, femme de Jehan Dumay, et Je-
» hanne de Moroges, ma belle-sœur pour lors es-
» tant bien malade de la maladie régnant alors
» qu'on appellait *le trousse-galant*. En ce temps
» moururent messieurs J. Aligant, Jo. Roux, Mrs de
» Ganay et sa mère, Jo. Parpas, A. Tatepoire, Jo.
» Devoyo, Jo. Barrault et sa femme, F. Millot et
» sa femme, H. Caveaut et sa femme, C. Joffriot,
» H. Barbotte, S. Goby, An. Garnier, mon voisin,
» et tant d'autres gens de bien. »

La mortalité fut effrayante relativement à la population d'Autun, comme on peut en juger par la notice suivante insérée dans les archives de la ville à la date de 1530 et extraite du mandement par lequel Jacques Hurault, évêque d'Autun, accorde quarante jours d'indulgence à tous ceux qui feront aumône à l'hôpital du Saint-Esprit :

« Et que ledict hospital est fort ruyné et en
» grande décadence par les pestes, famines, ma-
» ladies dictes *trousse-galant* et aultres ayans cy
» devant resgné audict Ostun et lieux circonvoi-
» sins et auxquels sont mors et enterrés au ce-
» metyère de l'église parochiale de Sainct-Branchés
» dudict Ostun, puis quatre ans, en çà de troys à
» quatre milles paoures. »

Ces documents me semblent précieux sous le double rapport de notre histoire locale et de la science.

En effet, ils nous apprennent que des familles éteintes de nos jours ou encore existantes à Autun, et tenant un rang distingué dans la société, jouissaient déjà, à cette époque reculée, d'une haute considération.

Ils nous prouvent ensuite que le choléra épidémique avait fait invasion en France dès le commencement du seizième siècle, tandis que la première relation que nous en connaissons ne remonte qu'au dix-septième.

L'épidémie de choléra la plus ancienne, citée
par Ozanam dans l'ouvrage dont j'ai déjà parlé,
traité le plus complet que nous ayons sur cette
matière et qui a exigé des recherches immenses,
est celle qui régna dans toute l'Europe en 1600
sous le nom de *trousse-galant*. Zacutus Lusitanus
dit dans la relation qu'il en a faite : « Elle fut si
terrible que. tous ceux qu'elle frappait succom-
baient avant le quatrième jour. » Cette maladie
avait par conséquent le plus grand rapport avec
le choléra asiatique, tel que nous l'avons observé
depuis 1831, et probablement elle avait été impor-
tée de l'Inde où elle est plus commune et plus
grave que dans nos contrées.

Ozanam, dont l'ouvrage a été imprimé à Lyon
en 1823, termine ses corollaires sur le choléra
par ces paroles : « Ses épidémies sont rares en
» Europe, et depuis celle qui y régna assez géné-
» ralement en 1600 et qui fit périr beaucoup de
» monde, on ne le voit, pour ainsi dire, que
» sporadique, et seulement lorsque le thermomè-
» tre se maintient pendant quelque temps au-
» dessus de 25 à 26 degrés. » Huit ans plus tard,
nous étions de nouveau visités par ce terrible fléau.

En 1532, Autun fut envahi par une maladie
meurtrière qu'on crut être la peste. La famille
Rolet se retira au lieu dict de Montcenis *pour le*

dangier de peste reignant à Ostun. C'est ainsi
qu'elle est dénommée dans le seul acte qui en fasse
mention. C'est une ordonnance du mois d'octobre 1532, rendue par Pierre de Chilly, sergent de
la temporalité, qui :

« Fait commandement à tous les chanoines et
» habitués de la cathédrale et à tous les habitans
» du cloistre : de ne retirer chez eux, en leurs
» maisons et demeurances, durant le temps de
» peste notoirement et présentement reignant,
» aucunes personnes aultres que leurs familliers
» et domestiques ; aussy, non mettre en icelles,
» de nuict ni jour en aulcune rue dudict cloistre,
» immondices, ordures ni infections ; de ne per-
» mettre leurs enfans, familliers et domestiques
» faire en icelles rues du cloistre et de la justice
» aulcunes infections et semblablement non laver
» à la fontaine desdicts seigneurs estans au clois-
» tre aulcune buée, draps, linceulx, serviettes,
» drapeaux, ny aultre chose quelconque sale et
» immonde, ne auprès et environ d'icelle, poser,
» mettre et apporter aulcungs immondices ; et
» chacung rière lui et en droit sa demeurance
» purifier et nétoyer sa rue. »

Nous sommes privés, comme dans la première
épidémie, de tous les éléments nécessaires pour
nous créer une opinion sur la nature propre de
cette maladie et le nombre de victimes qu'elle a

faites. Je m'appuierai sur les mêmes raisons dont je me suis déjà servi plus haut pour conclure qu'elle n'avait avec la peste d'autre ressemblance que le nom. D'ailleurs, Ozanam ne signale pas l'existence de la peste en Europe en 1532, et je ferai encore remarquer qu'il n'a été fait en cette occasion, pas plus qu'en 1519, ni processions, ni prières publiques pour demander à Dieu de faire cesser le fléau, ce à quoi on ne manquait jamais dans les grandes calamités.

Enfin, les archives, pour indiquer la cause probable de la maladie, nous apprennent que l'année précédente la famine avait été générale et que le blé avait enchéri dans la proportion de dix à soixante.

Je sais qu'on dit proverbialement : *Après la guerre la famine et après la famine la peste ;* mais cette expression ne s'applique pas exclusivement à la peste proprement dite. On a voulu par là exprimer une vérité incontestable : c'est qu'à la famine succèdent toujours des affections graves, malignes, embrassant une grande étendue de pays et décimant les populations.

La privation de nourriture plus ou moins prolongée a pour effet l'amaigrissement et l'épuisement rapide des forces. Ceux qui y sont exposés ressentent d'abord des pesanteurs et des tiraillements d'estomac, puis des défaillances et enfin des douleurs atroces. Ce n'est pas à ces accidents que se bornent les maux causés par la famine : elle produit des désordres plus grands encore dans l'économie animale en forçant ses victimes à se repaître de matières putréfiées, infectes et souvent impropres à la nutrition. Le sang se décompose, les humeurs contractent une tendance prononcée à l'alcalescence ; les urines sont rares, âcres, fortement ammoniacales ; la salive tarit ; la muqueuse qui tapisse le tube digestif se dessèche et s'enflamme. Dans de telles circonstances, il n'est pas étonnant que des maladies générales, si l'on veut, et presque constamment funestes, se déclarent ; mais jamais la famine seule n'engendrera une madadie spéciale, *sui generis,* ayant un caractère distinct comme la peste.

Ozanam dit qu'en 1544 la peste régna en Angleterre, en Flandre et en France. Elle fit périr tant de monde à Dijon que le Parlement fut transporté à Autun pour y tenir momentanément ses audiences. Il est à présumer, dès lors, qu'Autun fut exempt du fléau. Néanmoins, les appréhensions furent assez sérieuses pour qu'on prît des mesures préservatrices. Telle fut celle qui fit interdire au seigneur de Montjeu l'entrée du Château, parce qu'on croyait sa femme atteinte de la peste. On trouve cette note à la date du 1ᵉʳ octobre 1544 : *Clausa fuit porta*

Castri domino de Monte Joco, quia uxor sua erat suspecta de peste.

Des épidémies meurtrières auxquelles nos annales donnent le nom de peste, sans que rien justifie cette qualification, désolèrent Autun pendant les années 1551 et 1552. Il périt dans le seul hôpital de Saint-Nicolas de Marchaux cent dix pauvres, depuis le 29 mars 1551 jusqu'au 6 juin 1552.

Un an après (1553), la peste sévit de nouveau et avec assez d'intensité pour mettre le trouble dans les habitudes des établissements religieux. La chronique ajoute en date du 4 décembre : « Le » lundi, dict jour, le dangier des pestiférés ne ces- » soit ; ains formellement augmentoit de rechief. »
Je ne puis croire que ce danger fût très grand ; en effet, les religieux de l'abbaye de Saint-Martin, distante d'Autun d'un kilomètre seulement et située dans le village de ce nom où la maladie paraissait dominer, avaient reçu du grand prieur l'autorisation de se retirer où ils voudraient, le 18 septembre, *à cause du dangier des pestiférés.* Ils eurent ordre quelques jours après de retourner à l'abbaye, et, au commencement de l'année 1554, toute inquiétude était évanouie.
Le silence d'Ozanam sur cette épidémie, son peu

de durée et surtout la promptitude avec laquelle les craintes conçues dans le principe ont cessé, prouvent clairement qu'il ne s'est agi dans cette circonstance que d'une fièvre maligne peu grave. Les maladies de ce genre devaient être communes à cette époque où les habitations étaient mal construites, peu aérées et malpropres; où les rues étaient en tout temps encombrées d'immondices; où les habitants étaient mal nourris, mal vêtus, surchargés de travail et constamment sur le *qui-vive* à cause de la rapacité et de l'indiscipline des hommes de guerre. Dans de semblables conditions, la santé s'altérait facilement; les secours de la médecine manquaient, et la mortalité était excessive. En fallait-il davantage pour qu'on appelât *peste* toute maladie qui atteignait l'universalité des citoyens et qui ne respectait ni l'âge, ni le sexe, ni les conditions?

Ainsi, nous voyons, cinq ans plus tard, attribuer à la peste les ravages que firent les maladies régnantes. La mortalité fut telle que le même hôpital St-Nicolas de Marchaux compta cent trente-deux morts depuis Pâques 1557 jusqu'au 3 septembre 1558 (1).

Au printemps de 1564, la peste se déclara à

---

(1) *Notice sur les anciens hôpitaux d'Autun*, par M. Anatole de Charmasse.

Lyon où elle fit périr soixante mille personnes.
Elle y avait été apportée par des marchands
venant du Levant. Son origine, par conséquent,
n'était pas douteuse. Elle ne cessa qu'au mois de
janvier 1565. De Lyon, elle gagna Mâcon, Tour-
nus et Chalon. Il est donc probable qu'elle enva-
hit également Autun. Aussi, trouvons-nous dans
les archives de la ville et dans les registres capitulaires de longs détails sur les mesures préservatrices
qui furent ordonnées par les magistrats et le chapitre pour empêcher la maladie de s'introduire et
de se propager dans la cité. Du reste, comme
dans les épidémies précédentes, point de rapports
de médecin, nulles données sur la nature de la
maladie, sur les symptômes et sur le nombre des
malades et des morts. On prévient seulement
qu'elle a été précédée d'une grande disette et
d'une misère excessive.

Les premiers symptômes de la peste se montrèrent le 12 juillet, et ce jour-là même une
ordonnance est rendue pour défendre tout ras-
semblement et toute assemblée quelconque pou-
vant favoriser la contagion.

A partir de ce moment, on exerce une grande
surveillance sur tout ce qui se rapporte à la police
intérieure de la ville. Il est enjoint expressément :

« A messieurs l'archidiacre de Beaune, Cortelot
» et Humbelot de conférer avec messieurs les

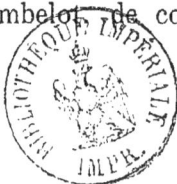

2

» officiers et magistrats de la ville pour aviser
» et afin d'entièrement prévenir le péril, dont
» notre sauveur Jésus-Christ, par sa bonté infinie
» et miséricorde, nous garde et préserve, pour la
» grande fétulance et puantise des immodices qui
» sont au cimetière de Saint-Nazaire. Il est en
» outre ordonné à monsieur Etienne Cortelot,
» fabricien, de faire exporter tous les immondices
» qui sont audit cimetière, soit butin, pierres et
» autres choses. »

Les précautions sont poussées si loin pour empêcher toute communication entre la ville et le
château que non-seulement des personnes sont
préposées à la garde de ce chastel d'Ostun, mais
encore qu'on recommande :

« A chacun de l'église, pour le fait des barbes
» et rasures, de se comporter le plus modestement
» que faire se pourra, veù le doute et difficulté
» de chacun en se commettant ez mains des bar-
» biers qui pourraient fréquenter les maisons sus-
» pectes et lieux des pestiférés. »

Le 29 juillet : « Défense est faite aux chapelains
» de n'envoyer aux caves et celliers de l'église
» pour prendre les rétributions ordinaires aultres
» que leurs serviteurs et servantes domestiques;
» de ne faire venir et distribuer le pain et le vin
» à ceux de la ville sous peine de confiscation
» desdites rétributions. »

De nouvelles ordonnances, en date des 31 juillet, 4 et 19 août, témoignent par leur sévérité que la maladie faisait des progrès rapides et que la terreur s'emparait de tous les esprits,

« Craignant l'infection et contagion de la mala-
» die qui, présentement de jour à aultre, s'aug-
» mente et s'accroît à la perte des biens et profits
» de ladite église comme aussi au péril et dom-
» mage de chacun, ont conclu et ordonné que de
» rechief inhibition et défense fust faicte à tous de
» ladite église, soit chanoines ou chapelains, de
» discourir et divaguer le jour parmy la ville,
» hors le chastel, de quelque part que ce soit,
» soit pour aller prendre leur repas aux heures
» ordinaires de boyre et manger, coucher et per-
» nocter, ou pour aultres affaires, sinon fort ur-
» gentes et nécessaires. »

« Deffence aussy à tous d'icelle, soit vicaires,
» curés ou aultres, ayant charge et administration
» de bénéfices en cette ville, oultre les instruc-
» tions susdites, d'assister aux enterrements et
» aultres assemblées quelconques dangereuses, ni
» fréquenter des lieux douteux et suspects ; de
» retirer ni loger en leurs maisons et compagnie
» ou leurs parents, amis ou aultres, quels qu'ils
» soient, des lieux, de la qualité que dessus, sur
» peine de suspension de toute distribution et
» violamment être exclus et déboutés hors dudit

» cloistre et chastel ; commandant aussi à tous de
» ladite église, tant chanoines que chapelains, de
» chasser et mettre hors de leurs maisons toutes
» personnes locatifs, soit homme ou femme, en la
» juridiction de messieurs d'iceux, ouvroirs et
» boutiques faire clore et mûrer suivant les sta-
» tuts et ordonnances de ladite église ci-devant
» faits. »

Le même arrêté enjoint aussi à un sieur Vivant
Simonin de chasser un quidam qui faisait fréquem-
ment le voyage de Lyon où régnait la peste. De
plus, il est ordonné qu'une quête sera faite pour
pourvoir aux besoins des pauvres et mendiants
que l'on tenait renfermés chez eux ou dans les
hôpitaux, et qu'une somme de dix livres serait re-
mise aux religieux du couvent de Saint-François
d'Autun :

« Attendu que pour les dangiers de peste, n'o-
» sent faire queste aux lieux circonvoisins de cette
» ville, ny mesme par la ville aller mendier, ny
» chercher aulmones. »

Un autre arrêté du 16 avril commande l'expul-
sion hors du chastel, pour huit jours, de la femme
de maître Simon Barbotte, suspectée d'être atteinte
de la peste. Il prescrit en outre à tous les curés
de la cité d'Autun de se rendre devant l'official
de monseigneur l'évèque pour faire choix d'un
prêtre qui sera chargé d'administrer le sacrement

de Confession et du précieux Corps de Jésus-Christ aux pestiférés. Il ajoute :

« 1° On ne fera pas de procession cette année à
» Saint-Symphorien, à cause des dangiers pour et
» raison de grands périls de pestilence reignant
» par la ville.

» 2° Une messe de *Recordare* sera dite le mer-
» credi de chaque semaine en l'honneur de Dieu
« et de Saint Sébastien pour appaiser et mitiger
» l'ire et couroux de Dieu par un juste jugement,
» par l'influence mortelle des astres et élémens
» contre nous ouverts à présent.

» 3° Afin d'éviter les grandes chaleurs et fétu-
» lences et pestilences de l'air, le service ordi-
» naire de l'église sera avancé d'une demi-heure. »

Enfin, après avoir indiqué les moyens spirituels pour recouvrer grâce et obtenir miséricorde de Dieu, le même acte dit :

« Il sera établi un voicturier en la forme et ma-
» nière de toutes aultres villes bien régies et po-
» licées qui, deux fois par semaine, par le chastel,
» avec un tombereau, sera tenu de venir charger
» et exporter tous les immondices et nétoyures
» qu'il trouvera par les rues, hors dudit cloistre
» et chastel. »

Cette mesure prise dans un cas extrême et presque inutile, puisqu'elle n'était pas journalière, démontre à quel point les précautions hygiéniques

étaient négligées à cette époque, combien peu l'on
s'occupait de la propreté des rues, et dans quel
état d'insalubrité devaient se trouver la plupart des
habitations particulières.

Toutes ces prescriptions sont répétées dans de
nouvelles délibérations du chapitre, en date des
25 et 29 août, 2 septembre, 10 novembre, 9 et
15 décembre 1564. (Archives de la ville d'Autun.)

Le 9 décembre, les magistrats et officiers de la
ville prennent en outre l'arrêté suivant :

« Après avoir été advertis de la maladie de cer-
» taine femme estant au logis de Joseph de la
» Grange, bénéficier en leur église, on ordonne
» audict de la Grange, afin d'éviter toute suspicion,
» et dangiers de maladie contagieuse, sy aulcune,
« n'y avóit, de ne fréquenter en ladicte église,
» mais se retirer pour quelque temps, ou demeu-
» rer dans son logis, sans sortir hors, et ordonne
» de faire barrer ledict logis et à iceulx faire ad-
» ministrer viandes pour leur nourriture jusqu'à ce
» que l'effect et qualité de la maladie soit venu en
» évidence. »

Je suis surpris de ne pas voir figurer, au nombre des moyens d'assainissement et de désinfec-
tion employés, l'établissement de grands feux sur
les places publiques et les fumigations aromati-
ques. Ils jouissaient d'une certaine vogue dans
ces temps reculés, et il est très probable qu'on y

a eu recours à Autun comme ailleurs. Lors de la peste de Marseille, en 1720, qui enleva trente-neuf mille habitants sur quatre-vingt-dix mille, le docteur Bertrand, dans sa relation, nous apprend qu'on alluma pendant trois jours de suite des feux dans les rues et sur les places publiques, et qu'on brûla du soufre dans les appartements. L'air, épaissi par une fumée noire et étouffante, devint presque irrespirable et la contagion n'en fut que plus active. Malgré ces graves inconvénients, cette méthode, au moins inutile et souvent dangereuse, a été employée jusqu'à la fin du siècle dernier où elle fut remplacée avec succès, dans une foule de circonstances que je juge inutile d'énumérer ici, par les fumigations guytonniennes.

Cette inefficacité bien constatée de grands foyers de combustion, pour s'opposer au développement et à la propagation des diverses maladies épidémiques et contagieuses, est un argument puissant contre l'opinion des médecins qui prétendent que ces maladies sont causées par la présence dans l'atmosphère d'une immensité d'animalcules que les courants aériens transportent d'un lieu à un autre en franchissant parfois des distances énormes. Certes si cette hypothèse était vraie, le meilleur moyen de prévenir la contagion ou de l'étouffer dans son principe serait, sans contredit, de détruire au moyen de la flamme ceux de ces in-

sectes qui flottent dans les régions inférieures de
l'air et s'introduisent dans notre corps par la dé-
glutition et par les voies respiratoires.

La peste disparut entièrement de Lyon au mois
de janvier 1565. Il n'en fut pas de même à Autun.
Elle continua de sévir pendant toute l'année, et
la ville n'en fut complètement délivrée qu'au mois
de juin 1566.

Aussi, les registres capitulaires reproduisent-ils
plusieurs fois par mois les ordonnances de police
promulguées en 1564, et en exigent-elles l'exécution
avec plus de sévérité que jamais. Non-seulement on
ferme les écoles, on défend les processions et les
assemblées, on fait sortir du château toutes les
personnes qu'on soupçonne avoir eu des relations
avec les pestiférés; mais encore ces registres con-
tiennent quelques faits qui méritent d'être connus,
tels sont les suivants :

« 1° Le 21 août 1565, on commet Cortelot,
» Ailleboust et Gautherault, pour faire reboucher
» les endroits rompus des fontaines, et, à cet effet,
» se transporter jusques au lieu de la première
» source desdites fontaines, pour sçavoir si rien
» y aurait été dérompu et descouvert pour empê-
» cher et prévenir à la conspiration inique de
» plusieurs meschans et pervers ayant vouloir
» d'infecter et intoxiquer les eaux des fontaines
» au grand péril de tous. »

Qui ne serait frappé de l'analogie qui existe entre cette déclaration et ce qui s'est passé à Paris, en 1831, lors de l'apparition du choléra? Le peuple, lorsqu'il se voit menacé dans son existence ou dans ses intérêts, est le même dans tous les temps et dans tous les lieux. Il est rare qu'il veuille voir dans les calamités qui le frappent un effet naturel de causes qui échappent à son intelligence. Disposé à croire qu'il est victime de quelque machination criminelle, au lieu de s'en rapporter au zèle et aux connaissances des magistrats institués pour veiller à sa sûreté, il est toujours prêt à se faire justice à lui-même. Ce qui m'étonne dans cette circonstance, c'est que des hommes honorables et probablement éclairés aient partagé cette funeste opinion d'un empoisonnement prémédité, et lui aient donné une sanction qui a dû faire une vive impression sur les esprits de la multitude.

2° Quoique les dangers de la contagion eussent augmenté pendant le mois d'août, on lit dans les registres du chapitre :

« Le vendredi, veille de feste de Sainct-Ladre,
» messieurs Antoine Borenet, Jean Rochette, cha-
» noines, Guy de la Croix, sous-chantre, accom-
» pagnés seulement, à raison des dangers de peste,
» de Georges Venot, bailli du chapitre, de Preject
» Vizaine, son lieutenant, et d'Edme Goujon fils,
» procureur d'office, et aultres officiers du chapi-

3

» tre, ont fait la montre de Sainct Ladre et sont
» allés par la ville jusques à la croix du dernier
» pont d'Arroux. »

On avait jugé opportun de ne pas donner à cette
montre la pompe accoutumée ; mais il était indis-
pensable de ne pas laisser prescrire contre un
usage auquel se rattachaient quelques-uns des plus
beaux privilèges accordés à l'église Saint-Lazare
par les ducs de Bourgogne et les rois de France.

3° Trois jours après cette cérémonie, le chapitre
accorde à Edme Goujon, procureur d'office, le
même dont il vient d'être fait mention, un certifi-
cat constatant :

« Que le dangier de peste reigne tellement à
» Autun qu'il n'est pas possible aller faire inven-
» taire des biens des décédés. »

4° Le 2 octobre, la maladie décroissant sans
doute et les craintes diminuant, on permit à Jean
de la Fosse, docteur en la faculté de théologie, de
prêcher dans l'église de Saint-Nazaire, en maintenant toutefois la défense de laisser pénétrer dans
le château les habitants des lieux suspects.

Toutes ces notes ne concernent que la partie de
la ville qu'on nommait le chastel. Nous ne possé-
dons aucun document qui nous apprenne si les
mêmes mesures prophylactiques ont été adoptées
par la ville même et quel en a été le résultat.
Nous ignorons le chiffre de la mortalité ; nous ne

savons même pas si l'on avait fondé pour les malades d'autres hôpitaux que les hôpitaux ordinaires ; s'il existait des maisons d'observation destinées à recevoir les suspects ou si les secours étaient portés à domicile. On peut soupçonner seulement, d'après un ordre du chapitre, que les maisons envahies par le fléau étaient fermées, désignées par une croix et demeuraient sans communication avec le dehors.

La surveillance exercée par les agents du chapitre n'a pas été infructueuse. Le chastel a été préservé, à l'exception de trois enfants d'aube qui sont tombés malades et ont été renvoyés à leurs parents pour les faire soigner. On ne dit pas s'ils ont été atteints ou non de la peste et quel a été leur sort. La chronique parle d'un chirurgien d'Autun, nommé Jean Hémey dit Carqueneul, qui a traité l'un d'eux et a reçu trois testons en récompense de ses peines et drogues. — Elle fait aussi mention d'un autre médecin nommé Hyéronime Bottot, demeurant à l'entrée de la rue Blanche, vis-à-vis la fontaine de l'évêché.

Une dernière ordonnance de police, rendue le 31 mai, s'exprime ainsi :

« Michel Thuillier, habitant de cette ville, sera
» séquestré du peuple pour raison de la mort de
» peste advenue puis naguères à sa femme et rece-

» vra trois livres pour luy aider à survenir à ses
» nécessités. »

Au mois de juin 1566, la peste avait cessé. Le
chapitre décida qu'on rendrait à Dieu une action de
grâces.

J'insèrerai ici, en entier, comme très curieuse,
la pièce suivante trouvée dans un protocole de
Simon Naudot, notaire apostolique d'Autun, au
seizième siècle. Elle est intitulée :

« Copie de recepte envoyée par le roy d'Espai-
» gne à la royne de France Catherine de Médicis
» en lannée 1563 et 1564 contre la peste qui af-
» fligeoit la France en cesdites années.

» Premièrement est assavoir que lepidemie vient
» souvent par mauvais gouvernement de tropt
» boire ou manger, de tropt molester nature, de
» faire excez de son corps et aussy de maulvais
» air corrompu. Parquoy le principal remede est,
» de se bien gouverner, vivre de reigle, eviter
» tristesse et melancolie et les lieux dangereux et
» faire ce qui sensuyt :

» Cecy est chose epreuvée.

» Prenez quatre sortes d'herbes cy apres decla-
» rees cest assavoir des feuilles de sauge franche,
» des feuilles de ruée, des feuilles de suseau (*sic*)
» et des feuilles de ronce assez bonne poignée au-
» tant de lune que de lautre, assavoir une once de
» chascune et demye-once de gingembre, et les

» broyes très bien ensemble, puis apres les des-
» trampes èn vin blanc environ cinq chopines et
» les faites tres bien bouillir ensemble puis les
» coulez parmy ung drapeau blanc dedans ung
» pot nettement, puis apres mettes de la poudre
» de gingembre blanc dedans le dit breuvage. Cela
» fait, il en fault au matin avant que sortir ni
» desjeusner par lespace de neufz jours. Cela fait
» estes affranchis et preserves pour toutte lannée,
» et pour aller boire et manger et converser avec
» toultes gens que voudres. Et avec layde de Dieu
» ne trouveres chose qui vous infecte de ceste dan-
» gereuse corruption. Et est ceste chose bien cer-
» taine et expérimentée.

» Item sil y a aucune personne qui en soit
» desjà frapé lequel nayant point encores beu du
» susdit breuvage, pour luy donner guérison, il
» fault prendre de leau de buglosse et de scabieuse
» et du...........acle (1) maurigalias destrampee
» ensemble et les faites boire au malade pour luy
» faire sauver le cœur de venin quil a dedans le
» corps. Et si la bosse ou charbon apparoissent
» dehors, prenes des feuilles de ronces, des feuilles
» de suseau (*sic*) et de la graine de moustarde et
» les mettes dessus la dite bosse ou charbon. Et
» incontinent sera guery au plaisir de Dieu »

(1) Mot illisible.

Certes, je suis loin de croire que cette potion
mérite les éloges pompeux qu'on lui donne. Néanmoins n'étant composée qu'avec des plantes exci-
tantes, ayant des vertus *alexitères* ou *alexiphar-
maques*, ainsi qu'on le disait autrefois, elle devait
exalter les forces vitales, diriger les mouvements
vers la peau, favoriser les sueurs et provoquer la
sortie des *bubons*, circonstance qu'on regardait
comme une crise salutaire de la peste.

Par arrêt du 3 août 1579, défense fut faite aux
revenderesses d'aller à Chalon pour acheter des
denrées, à cause de la peste qui régnait audit lieu.
Probablement elle ne fit pas irruption à Autun,
puisqu'il n'en est pas question dans nos annales.
Toute communication avait déjà été interdite pendant les années 1569 et 1576 entre Autun et les
villes de Dijon et de Saulieu qui étaient alors envahies par la *peste*.

En 1582, malgré toutes les précautions prises à
Autun, on ne put empêcher la peste d'y pénétrer
et de faire des progrès. On mit des cadenas aux
portes des maisons infectées; on fit défense aux
hôteliers de loger des étrangers sous peine de dix
livres d'amende, et on plaça des gardes aux portes de la ville. La 43e liasse ne fournit pas d'autres
renseignements sur cette épidémie.

Les Autunois, en 1584, eurent de vives inquié_
tudes qui ne se trouvèrent pas fondées.

Le 5 mars 1584, défense fut faite aux habitants
de Couhard de fréquenter les malades *soupçonnés
de contagion, à peine d'être espadronnés et tués à
coups d'arquebuse.*

Il n'en fut pas de même en 1586. La peste qui
régnait à Paris fit également invasion à Autun,
malgré les précautions prises et les défenses faites
aux hôteliers de recevoir des personnes suspectes
et aucun étranger; mais elle fut de courte durée.

Les renseignements suivants ont été puisés dans
les archives de l'Hôtel-de-Ville :

« Les magistrats portèrent des règlements
» sévères contre les contagieux. Au mois d'octo-
» bre, un pestiféré ayant résisté à l'ordre d'un
» magistrat qui l'expulsait, fut arquebusé par les
» habitants. Le vierg Claude Bernard obtint un
» arrêt de la Cour de Dijon, ordonnant à toute
» personne d'obéir aux règlements de police con-
» cernant la peste, et accordant la permission, en
» cas de résistance, de les faire *arquebuser.* »

Cet arrêté fut rendu le 14 novembre 1586 et
publié à son de trompe par les carrefours de la
ville, le 25 desdits mois et an par Michel des Rues,
sergent de la viérie. Il est ainsi conçu .

« Sur la requeste des vierg, eschevins et procu-

» reur syndic de la ville d'Ostun, à ce qu'il fust
» ordonné à tous les habitants de ladite ville et fau-
» bourg d'icelle, incontinent et sans délay obéir
» aux délibérations et ordonnances de ses offi-
» ciers, en ce qui concerne la police nécessaire
» pour la contagion de peste estant en la dite ville
» à peine d'estre *arquebusés,* et en cas de contra-
» vention et de résistance qu'il leur soit permis
» de procéder extraordinairement contre les re-
» belles jusqu'à sentence définitive et exécution
» inclusivement, nonobstant les appellations qu'ils
» pourroient interjetter.

» La Cour a ordonné et ordonne à tous habi-
» tans de la dite ville d'Ostun d'obéir incontinent
» et sans délay aux délibérations et ordonnances
» des vierg, eschevins et procureur syndic de la
» dite ville concernant les dangiers et contagion de
» peste, nonobstant oppositions ou appellations
» quelconques, et en cas de rébellion et de résis-
» tance a permis et permet aux officiers de faire
» arquebuser les rebelles qui se trouvent contagiés
» de la dite maladie, sans que les officiers en puis-
» sent estre recherchés. — Sera le présent arrest
» publié à son de trompe par les carrefours de la
» ville, à ce que personne n'en prétende cause
» d'ignorance.

» Faict au Parlement de Dijon, 14 novembre
» 1586. »

La note suivante extraite des comptes d'Emilan Bouhèret, recteur de l'hôpital du Saint-Esprit, donnera une idée de la mortalité causée par cette peste.

» Plus, ledict comptable remontre que durant » les années mil cinq cent quatre-vingt-six et sept » que les grandes pestes régnoient, il auroit fait » enterrer, à ses propres frais, au cimetière de » l'église Saint-Pancrace de ce lieu, le nombre de » plus de trois ou quatre cens pauvres décédez de » contagion au dict hospital. » (1)

On n'a observé aucun cas de peste en France pendant les années 1596 et 1597. Par conséquent il est certain que les maladies graves qui régnèrent à Autun, pendant ces deux années, doivent être classées parmi les fièvres malignes. Il n'est pas surprenant que le peuple, encore sous l'impression de la terreur qu'avait causée la peste de 1586, ait cru au retour du fléau. Aussi l'alarme fut-elle grande! Pour la première fois, nous apprenons qu'on fit appel au dévouement des hommes de l'art.

« A cause des menaces de contagion, André » d'Andozille, docteur en médecine, Jean Coulon, » Pierre Jacquesson, Pierre Caudand, Zacharie

(1) Archives de l'hôpital Saint-Gabriel.

» Laguille, apothicaires, et Philibert Desaux, chi-
» rurgien, ont été mandés et ont prêté serment
» d'avertir les officiers de la ville de tout ce qui
» serait nécessaire, le cas occurrent. »

On divisa la ville et les faubourgs en cinq quartiers qui furent soumis à l'inspection d'honorables
citoyens délégués par le vierg et assistés d'un
sergent de *la viérie*. L'un de ces derniers (Philibert Trinquet) ayant refusé d'accompagner le chirurgien dans une de ses visites, on lui ôta sa robe
et on l'emprisonna.

En même temps :

» On fit inhibition et défense à tous malades
» contagieux, saccardés et mal quelconque, mis
» hors de la ville, ou qui ont fréquenté aux mai-
» sons contagieuses, de se trouver dans les rues,
» soit de jour, soit de nuict, sans porter une verge
» blanche en mains et d'estre assisté d'un des ser-
» gens de cette viérie, à peine d'estre tirés en ar-
» quebuse par le maistre de la haute justice et de
» confiscation des biens. »

Je me croirais blâmable, si je passais sous silence les noms de nos généreux devanciers qui,
dans cette circonstance, firent preuve d'un grand
dévouement en acceptant la mission périlleuse de
visiter chaque jour les malades. Le registre des
délibérations de l'Hôtel-de-Ville (tome vi) nous les

fait connaître, ainsi que la composition des quartiers qu'ils devaient inspecter.

« 1° Au Château, M. Jean Dufraigne, l'un des syndics, les faubourgs Saint-Blaise et Breuil, et lui servira Lazare Boudot, sergent.

» 2° M. Rabyot, eschevin, a la rue Talus, le boulevard de la porte des Bancs jusques à l'hôpital, la rue aux Cordeliers et les fossés derrière chez M. d'Ostun jusques à St-Branché, et pour sergent Thibaut Rabeuste.

» 3° M. Boulon, eschevin, la rue aux Cordiers à prendre depuis chez Labathénière, la rue Saint-Antoine, les Marbres, la rue des Bouchers et Grande-Rue à prendre de l'hôpital jusques à l'église St-Branché, et pour son sergent Philibert Trinquet.

» 4° M. Berthaut, eschevin, le Champ St-Ladre, le Chatelet, St-Andoche, le Carrouge, le Boulevard, le faubourg du Pont d'Arroux, et pour ses sergents Guillaume Rouille et Didier Guinot.

» 5° M. Jean Baudot, syndic, Marchaux, le faubourg St-André et St-Jean-le-Grand, et pour son sergent Pierre Dameret.

» Lesquels sieurs eschevins et syndics feront les visites susdites et rapporteront au sieur vierg pour y ordonner et pourvoir ainsy qu'il conviendra.

» Il est enjoint aux sergents de la viérie d'assister les dits officiers suivant qu'ils sont ci-dessus rapportés, à peine de poser *la robe*, et d'avertir chaque jour ce qu'ils auront appris des dits contagieux et malades. »

Les mêmes précautions furent continuées pendant l'année 1597. A cette époque, la ville se trouvant dépourvue de médecins et encombrée de malades, le vierg accepta l'offre qui lui fut faite par un sieur Comte, médecin demeurant à Arnay-le-Duc, de venir s'établir à Autun. En récompense de son zèle, il fut exempt de toute *taxe* et *fouage, guet* et *garde.*

Au mois d'octobre, il y eut recrudescence de l'épidémie. De nouvelles injonctions furent faites aux médecins et chirurgiens pour qu'ils visitassent régulièrement les malades. On n'enterra plus les morts que pendant la nuit; il fut résolu qu'on amodierait une maison à Saint-André, hors de la ville, pour loger les malades, la Maladière en étant remplie. Le vierg lui-même fit de fréquentes visites dans les maisons soupçonnées pour en faire expulser les habitants et en purifier l'air. On ordonna des jeûnes et des prières publiques; on exposa les reliques de saint Lazare; enfin, on fit une procession générale en l'honneur de saint Sébastien, patron des pestiférés.

Il est fait mention de deux chirurgiens étrangers, Hugues Clément de Chalon, et Nicolas Bienvenu d'Angers qui, pour prix des soins donnés

aux individus atteints de la contagion, reçurent :
le premier, la somme de quarante-trois écus, et le
second celle de vingt-sept écus et demi. Il leur a
été donné en outre des vêtements qui leur avaient
été promis, puis on a payé les dépenses qu'ils
avaient faites et qui s'élevaient à la somme de qua-
tre-vingt-quatre écus. La répartition de ces sommes
a été faite de la manière suivante : l'évêque et le Chapitre ont été taxés chacun à un tiers, et le troisième
tiers a été mis à la charge des cinq églises de No-
tre-Dame, Saint-Martin, Saint-Symphorien, Saint-
Andoche et Saint-Jean-le-Grand.

Après une interruption de trente ans, la peste
reparut à Autun en 1627 et 1628, mais cette fois
plus terrible que jamais et avec des symptômes
qui ne permettent pas de douter de sa nature.

« Les principaux signes de cette maladie se ma-
» nifestaient par des bubons qui paraissaient sur
» différentes parties du corps; la chair des mala-
» des semblait frappée par le feu, se détachait de
» leurs os et tombait en pourriture. »(1)

Je sais que cette description peut parfaitement
s'appliquer aussi à la syphilis! Mais, outre que
cette dernière maladie ne frappe pas les populations entières à la fois, qu'elle attaque chaque in-

(1) 43e liasse.

dividu isolément et dans des circonstances toutes spéciales ; il me semble impossible que tous les médecins de la Bourgogne, qui fut ravagée pendant cinq ans par ce fléau, se soient mépris sur son véritable caractère. Bien certainement, ils n'ont pu prendre pour *la peste* cette honteuse maladie qui existait en France depuis plus de cent trente ans et qu'ils devaient en conséquence parfaitement connaître.

Le monastère de la Visitation, fondé en 1624 par Mme de Chantal et dirigé par la mère de Chastellux, fut le premier lieu menacé par la peste. La disette était si grande que les religieuses n'avaient pour se nourrir que les herbes qu'elles cueillaient dans leur enclos. Mme de Chantal, dont l'attachement pour ces saintes filles et la charité étaient admirables, parvint à faire pénétrer dans la ville un troupeau de moutons. (1)

Les archives nous fournissent beaucoup plus de détails sur la marche, l'intensité, la mortalité de la peste des années 1627 et 1628, et sur les mesures préservatrices mises en vigueur par l'autorité, que pour les épidémies précédentes. Seulement, nous n'avons aucun renseignement sur les différentes méthodes de traitement employées par

(1) *Histoire de sainte Chantal,* par M. l'abbé Bougaud, t. II, *p.* 225 et suivantes.

les médecins et sur leur plus ou moins d'effica-
cité. Elles relatent toutefois cette circonstance
qu'aucun habitant vivant dans l'aisance et ne quit-
tant pas son habitation n'en a été attaqué.

On fit enterrer les étrangers dans un endroit
appelé la Grange Vertu et situé hors de la ville.
On purifiait les maisons des habitants enlevés par
la peste ; leurs meubles étaient brûlés, et il était
interdit d'en distraire quoi que ce soit. Les cada-
vres des citoyens pauvres étaient traînés au lieu de
leur sépulture avec des crochets et des cordes. Il
fut défendu aux habitants de s'approcher de la
Maladière et de faire paître le bétail dans les en-
virons, à cause du grand nombre de morts qu'on
y avait déposés. Deux emplacements hors des
murs avaient été désignés par le vierg pour recevoir les malades : la maladière de Saint-Laurent
et celle de Fleury. Il donna ordre aux arquebu-
siers de tirer sur ceux qui s'éloigneraient de ces
lazarets et se rapprocheraient de la ville.

Plusieurs officiers de police et même des chirurgiens ayant voulu quitter Autun à cause de la
violence de l'épidémie, ils furent condamnés la
plupart à cent livres d'amende. Les capucins au
contraire montrèrent beaucoup de dévouement et
de courage.

« La maladie fut si meurtrière qu'elle ne lais-
» sait souvent que quelques heures d'intervalle

» entre l'attaque et la destruction. Des familles
» entières furent atteintes. Il périt beaucoup plus
» de monde que durant les contagions qui infes-
» tèrent le pays en 1519, 1564 et 1565, 1586 et
» 1596. La mortalité fut si grande qu'on fut con-
» traint d'enterrer les corps dans des fossés creu-
» sés au milieu des rues. » (1)

Vers la fin de l'année 1627, la maladie se ra-
lentit et on fit une procession en action de grâces.
Cette procession eut encore lieu pendant les années 1628, 1629 et 1630 ; elle se composait de
deux à trois mille personnes se rendant à pied et
tête nue à l'église d'Uchon distante d'Autun de
plus de dix-huit kilomètres. L'époque choisie pour
cette importante cérémonie était la fin du mois de
mai.

Il existe une lettre de cachet du roy Louis XIII
escrite au camp de la Rochelle, le 25 octobre 1628,
par laquelle Sa Majesté transfère la Cour des comptes, aydes et finances de Bourgogne et Bresse en
la ville de Saulieu, à cause de la peste à Autun.
(Pris au 26ᵉ registre, fol. 301. — Palliot, t. xiii,
fol. 77, verso.) (2)

Pierre Pillot, chirurgien, fut désigné par la
ville, en 1631, pour voir les malades pauvres.

(1) Courtépée, *Histoire de Bourgogne*, tome ii, p. 508.
(2) Indication donnée à la page 267 du tome liii du fonds
Bouhier à la Bibliothèque impériale.

Les années 1636 et 1637 ramenèrent les in-
quiétudes et les mesures de précaution. Dès le
mois d'avril, on mit la Maladière en état de recevoir les malades. La contagion s'étant déclarée
avec plus de vivacité parmi les habitants du faubourg Talus, ils furent sequestrés, et la ville leur
fit distribuer du pain. Une compagnie de *chevau-
légers* qui tenait garnison à Autun se retira à
Antully, plateau fort élevé à une distance de dix
kilomètres. Le chirurgien Pierre Pillot se distingua
par son dévouement.

Le silence absolu que gardent les archives de la
ville et du Chapitre sur les suites de cette épidémie
prouve qu'elle ne fut ni longue, ni meurtrière.
Evidemment, elle ne peut appartenir à la peste.

Le 30 avril 1637, les magistrats, accompagnés
des habitants et des membres du clergé, se ren-
dirent en pèlerinage à Saint-Sébastien d'Uchon
pour prier Dieu de faire cesser l'épidémie qui semblait recommencer. Cette procession solennelle ne
comptait pas moins de 4,800 personnes.

Pendant plus de quatre-vingts ans, nos annales
ne signalent aucun fait de maladies pestilentielles
régnant à Autun, soit qu'en effet il n'y en ait pas
eu, ou bien qu'on ait négligé d'en faire mention.
Je crois plutôt à la première supposition qu'à la
seconde, car les auteurs ne parlent pas de l'appa-

rition de la peste en France pendant ce long es-
pace de temps.

Bartholin cite celle qui sévit à Copenhague en
1654. — Colantoni et Pietro di Castro décri-
vent celle qui régna à Naples, à Rome et à Gênes
en 1656. — Scheffer, celle de Laponie en 1670.
— Sydenham, celle de Londres en 1683. — Et
Sthaar, celle de Cracovie et d'une partie de la Po-
logne en 1707. — Tandis que les médecins fran-
çais sont muets.

Lors de la peste de Marseille, en 1720, la terreur s'empara de tous les esprits dans la province
de Bourgogne, tant les récits qu'on faisait des ravages causés par cette terrible maladie étaient ef-
frayants et malheureusement trop véridiques. Pendant tout le temps qu'elle dura dans le Midi, les
portes d'Autun ne furent ouvertes que depuis six
heures du matin jusqu'à six heures du soir et elles
étaient gardées pendant le jour afin d'empêcher
l'entrée des étrangers.

Le vierg et les échevins convoquèrent, le 15
septembre 1720, une assemblée générale des habitants et des notables, et même les corps et les
communautés de religieux tant réguliers que sé-
culiers, pour délibérer sur les mesures à prendre
pour s'opposer à l'introduction du fléau dans la
ville. On nomma une commission composée de

MM. de Cheval, vierg; Chevreau de la Thoison et
Moreau, échevins; Barault, procureur du roi de
la commune; de Monteau, lieutenant général;
Rabyot, procureur du roi des bailliage et prési-
dial; Jacques de la Thoison et Delagoutte, avocats;
Roux et Matherot, médecins; Claude Roux et
Grangier de Parpas, bourgeois; Abord et Bailly,
procureurs; Ferade, Boyer, Escallier et Rey, marchands; Masson et Labon, chirurgiens. On adjoi-
gnit à cette commission, MM. les curés de Saint-
Jean de la Grotte et de Saint-Jean-le-Grand; les
prieurs de Saint-Martin et de Saint-Symphorien; le
père recteur des Jésuites, et les pères gardiens des
Cordeliers et des Capucins. (1)

Charles-François d'Hallancourt de Dromenil,
évêque d'Autun, convoqua également, dans son
palais épiscopal, une assemblée des chefs des cor-
porations de la ville et de délégués du Chapitre
pour aviser aux moyens de se garantir de ce fléau. Il
fut décidé que, pour soulager les habitants, tous les
ecclésiastiques sans exception monteraient la garde
à leur tour, et l'évêque voulut lui-même donner
l'exemple. Le lendemain de la délibération, 18
octobre, il se rendit au poste à l'heure désignée
et s'y acquitta exactement de ce devoir. (2)

(1) 43ᵉ liasse.
(2) *Hist. de l'Eglise d'Autun*, par M. l'abbé Gagnare, *p.* 266.

Les précautions et la garde des postes n'ont été levées que le 1er octobre 1722.

Le registre du corps de garde de l'Hôtel de Ville (1) contient des rapports en date des 20 mars, 20 avril, 20 mai et 20 juin 1722, écrits et signés par mon grand-père Guyton, capitaine commandant le poste, ayant pour second le sieur Myon, qui ces jours-là étaient de service.

L'époque déjà si reculée de l'invasion de la peste de Marseille pourrait faire naître l'idée que je commets une erreur et qu'il est plus vraisemblable d'attribuer ce fait à mon bisaïeul qu'à mon aïeul; mais il m'est facile de prouver que je ne me trompe pas. En effet, mon père est né en 1728 et il est mort en 1787 à l'âge de 59 ans. Par conséquent, entre l'année de sa naissance et le moment où j'ai l'honneur de vous soumettre ce faible travail (1862) il s'est écoulé une période de cent trente-quatre ans.

Tels sont les documents qu'avec l'aide de mes deux laborieux compatriotes j'ai pu recueillir sur les maladies qui ont successivement envahi et affligé l'Autunois. Là, s'arrêtent les chroniques, et j'ignore si notre pays, pendant le cours du dix-huitième siècle, n'a pas encore été victime de ces horribles catastrophes, si communes autrefois, si

(1) 43e liasse.

rares aujourd'hui, grâce aux progrès de la civilisation. J'ai essayé de répandre quelque lumière sur cette partie importante de notre histoire où tout est obscurité et incertitude.

Peut-être plus tard, lorsque le dépouillement des archives, auquel on travaille maintenant, sera achevé, de nouvelles recherches plus fructueuses me fourniront-elles l'occasion de compléter mon œuvre et de lui donner, sous le point de vue scientifique, le développement qui lui manque.

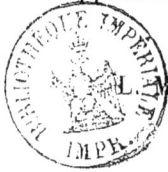

L. M. GUYTON, médecin.

www.ingramcontent.com/pod-product-compliance
Lightning Source LLC
Chambersburg PA
CBHW071418200326
41520CB00014B/3490